ESSAI

SUR

LA MORT APPARENTE

CHEZ LE NOUVEAU-NÉ

PAR

Hippolyte FICHON,

Docteur en médecine de la Faculté de Paris.

PARIS

LIBRAIRIE MEDICALE DE FRÉDÉRIC HENRY

13, RUE DE L'ÉCOLE-DE-MÉDECINE, 13

1879

ESSAI

SUR

LA MORT APPARENTE

CHEZ LE NOUVEAU-NÉ

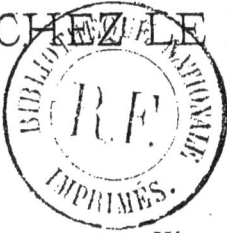

PAR

Hippolyte FICHON,

Docteur en médecine de la Faculté de Paris.

PARIS

LIBRAIRIE MEDICALE DE FRÉDÉRIC HENRY

13, RUE DE L'ÉCOLE-DE-MÉDECINE, 13

1879

A . LE PROFESSEUR DEPAUL

Hommage respectueux

ESSAI

SUR

LA MORT APPARENTE

CHEZ LE NOUVEAU-NÉ

AVANT-PROPOS.

Nous n'avons pas la prétention d'avoir traité complète-
ment un sujet aussi intéressant et aussi grave que celui de
la mort apparente chez le nouveau-né. Notre dissertation
n'est qu'un simple essai. Nous nous sommes efforcé de
réunir les éléments principaux qui peuvent guider le médecin dans l'appréciation du fait pathologique et des
moyens qui peuvent lui être opposés utilement : moyens
dont l'efficacité est telle, que notre savant maître le professeur Depaul a pu dire d'eux qu'ils permettaient de
ranimer les enfants dans la proportion de trente sur qua-
rante.

Nous avons d'abord étudié les causes multiples de la
mort apparente et les formes particulières qu'elles lui im-
priment selon leur mode d'action. Dans la seconde partie,

nous traitons des moyens thérapeutiques dont la science dispose, avec leur indication générale ou particulière.

Nous réservons pour la troisième partie l'étude de l'insufflation pulmonaire. On nous pardonnera dans cette dernière question de suivre pas à pas M. le professeur Depaul. Il fait tellement autorité en la matière que nous ne pourrons mieux faire que de reproduire les idées qu'il a émises en 1845 dans son mémoire : mémoire qui a été un immense service rendu à la science et à l'humanité en attirant l'attention sur une pratique qui, jugée dangereuse par les uns, tout au moins inutile par les autres, contribue, chaque jour, à arracher de nombreux enfants à une mort certaine.

PREMIÈRE PARTIE.

DÉFINITION.

Qu'est-ce que la mort apparente?

Nous la définissons avec Cazeaux : « Un état dans lequel, malgré l'abolition des actes de la vie animale, il reste au moins quelques-unes des fonctions de la vie organique, et nécessairement les battements du cœur.

De cet état morbide les uns en ont fait une asphyxie, les autres une apoplexie. M. P. Dubois après avoir remarqué que le caractère anatomique le plus constant de l apoplexie chez l'adulte manque dans ce qu'on a appelé l'apoplexie du nouveau-né, et que des différences énormes existent entre les symptômes de l'asphyxie chez l'adulte et ceux de l'état asphyxique du nouveau-né, rejette avec Naegele les

autres dénominations pour adopter celle de *mort apparente.* Cette dernière dénomination, ne préjugeant rien sur
la nature et la cause de cet état, est, par cela seul, préférable, quoiqu'en dise Joulin qui, sous le singulier prétexte
que le médecin ne doit pas se contenter d'apparences, pro-
pose de la remplacer par celle de *mort imminente.*

CAUSES.

Pendant la vie intra-utérine les fonctions nécessaires au
fœtus sont sous la dépendance du système nerveux ganglionnaire ; mais, à la naissance, pour que l'enfant, qui
n'a plus de connexion avec sa mère, puisse commencer une
existence indépendante, il lui faut une nouvelle fonction
qui ne pourra s'établir si, pour une cause quelconque, l'axe
cérébro-spinal se trouve paralysé.

En effet, d'après les expériences de Marshall-Hall, la
première inspiration est produite par l'impression du froid
sur la peau du fœtus qui, en naissant, passe brusquement
dans une température inférieure à celle dont il jouissait
dans l'utérus. Cette impression serait transmise par les
nerfs cutanés au bulbe rachidien qui réagirait alors
sur les nerfs inspirateurs pour produire la respiration.
Cette fonction ne serait donc que le résultat d'une action
réflexe.

Or, les causes qui rendent impropres les centres nerveux à transmettre cette action réflexe sont des lésions des
différents appareils de la circulation, de la respiration et
de l'innervation, dont l'intégrité est si importante pour la
manifestation vitale que Bichat, dans ses immortelles *Recherches sur la vie et la mort*, a fait de ces trois appareils
le trépied de la vie.

C'est à la fin du travail que toutes ces causes, à l'exception de quelques-unes, exercent leur influence. Selon la fonction qu'elles atteindront, elles détermineront un état qui caractérisera l'anémie ou qui pourra être lié à une congestion ou à un épanchement cérébral; ce sera l'état désigné en général sous le nom d'apoplexie; ou qui dépendra d'une hématose insuffisante et on aura alors un état différent du précédent appelé asphyxie.

Suivant Naegele, les enfants des primipares naissent plus souvent en état de mort apparente que ceux des multipares, et les garçons plus souvent que les filles. Le travail généralement plus laborieux des premières et le volume relativement plus considérable des seconds pourraient expliquer ces différences.

L'enfant qui naît dans un état de mort apparente peut présenter deux aspects bien différents : ici, c'est celui de l'anémie ; là, celui de l'apoplexie.

Dans le premier état l'enfant a la face pâle, les téguments paraissent privés de sang, ils sont froids ; la mâchoire inférieure est abaissée, les membres sont flasques. La bouche et l'anus sont entr'ouverts.

Ce dernier laisse souvent s'écouler du méconium.

Les battements du cœur sont très affaiblis ; le cordon ombilical paraît vide et comme flétri.

L'enfant nouveau-né qui présente ces symptômes a quelquefois exécuté des mouvements et même crié au moment de sa naissance, mais il est presque aussitôt tombé dans l'état de mort apparente.

Dans le second : la face est tuméfiée, injectée, bleuâtre ; les yeux sont saillants, les sclérotiques rouges, les lèvres d'un bleu foncé et gonflées ; la langue est collée au palais; la peau généralement violacée présente des taches livides' surtout sur les parties supérieures du corps. Les membres sont dans la résolution; ils peuvent présenter quelquefois, selon le professeur Depaul, une certaine rigidité. Le corps a conservé sa chaleur. Un mucus sanguinolent peut s'écouler par les narines et la bouche. Le cordon est le plus souvent gorgé de sang, et, comme le font remarquer Cazeaux et Jacquemier, ses pulsations, celles du pouls et même du cœur, quelquefois encore assez fortes et distinctes sont d'autres fois très-obscures et très-faibles. La tête est souvent allongée, oblique; les os du crâne chevauchent les uns sur les autres. Comme dans le premier cas on a pu constater une expulsion prématurée de méconium.

Ces deux états surviennent tantôt au moment de la naissance, alors que l'enfant n'a poussé aucun cri, n'a fait aucune inspiration; tantôt ils surviennent quelques minutes ou même quelques heures après ces premières manifestations de la vie.

Entre ces deux types principaux il y a des nuances, et l'on observe d'autres formes moins prononcées qui établissent en quelque sorte la transition entre l'anémie et l'apoplexie.

Nous devons maintenant étudier les différentes lésions que nous avons indiquées comme cause de la mort apparente chez le nouveau-né.

Lésions de la circulation. Ces lésions sont rares. Elles consistent en pertes sanguines résultant d'une déchirure du placenta ou d'une rupture d'un des vaisseaux du cordon ombilical. Cette dernière lésion aura une tendance à se produire surtout dans les cas où, comme l'a montré Benckiser, les vaisseaux ombilicaux se divisent sur les membranes avant de s'insérer au placenta. En effet, si la rupture de ces membranes et la pression de la tête de l'enfant se font sur ce point, il est facile de comprendre qu'elles pourront déterminer la rupture d'un vaisseau et conséquemment une hémorrhagie qui, si elle est abondante, sera fatale à l'enfant en privant le système nerveux de son excitant naturel et en l'empêchant ainsi de mettre en jeu les appareils essentiels à la vie.

Lésions de la respiration. Ce sont les plus nombreuses : le décollement prématuré du placenta, qui agit en diminuant le champ de l'hématose ; la rétraction très-prolongée de l'utérus, lorsque dans l'accouchement par le siége la tête seule reste dans l'excavation, le sang ne peut alors circuler dans les vaisseaux utérins retractés ; le spasme tonique de la matrice, qu'il soit essentiel ou déterminé par une administration inconsidérée de seigle ergoté ; les contractions utérines longues, très-énergiques, très-irrégulières, la version, l'accouchement prématuré ou artificiel par le siége, la longueur du travail ; la compression du placenta ; les circulaires du cordon où les nœuds sur son trajet. « Bien qu'on ait mis en doute l'efficacité de cette dernière cause, dit Joulin, il existe des faits assez nombreux qui en démontrent la réalité. » La compression du cordon, soit entre les parois du bassin et la tête et le tronc du fœtus. Enfin des mucosités peuvent obstruer les voies aériennes et empêcher l'air de pénétrer dans les vésicules pulmonaires. Sous l'influence de l'une ou de plusieurs de ces causes, le fœtus peut naître en état de mort apparente et présenter soit l'aspect de l'anémie, soit celui de l'apoplexie.

Pour expliquer ces deux états différents, on a admis que la compression du cordon pouvait se localiser ou sur la veine ombilicale, ou sur les artères du même nom.

Dans le premier cas le sang s'écoulait par les artères et n'étant plus renouvelé par la veine oblitérée il devait en résulter une anémie.

Dans le second, le sang continuait à affluer par la veine restée perméable, mais, gêné dans son retour vers le placenta par les artères comprimées, il s'accumulait dans l'organisme, d'où la congestion, l'apoplexie.

Que faut-il penser de ces deux théories?

Disons tout d'abord que la disposition des éléments du cordon se prête difficilement à une compression partielle quelles que soient les explications anatomo-pathologiques qu'on ait avancées pour la justifier; de plus, selon le professeur Depaul, la congestion du cerveau ou des autres organes peut être rapportée tout aussi bien à un trouble fonctionnel qu'à une congestion des organes. Il faudrait pour établir un terme de comparaison, connaître la quantité normale du sang d'un enfant aux différentes époques de la vie intra-utérine. Cette connaissance d'ailleurs ne pourrait conduire qu'à un résultat approximatif : le volume des fœtus étant loin d'être égal pour tous à une époque déterminée.

Quant à l'anémie, elle n'est évidente que lorsqu'il existe une rupture des vaisseaux placentaires. Du reste, en admettant la compression isolée de la veine, on se demande où se logerait le sang apporté au placenta par les artères ombilicales,

En réalité, ces deux aspects ne diffèrent qu'en apparence car à l'autopsie on retrouve les mêmes lésions : congestion du cerveau, réplétion des cavités du cœur, congestion pulmonaire. L'aspect extérieur seul varie. L'un est coloré, l'autre est pâle; mais la cause est unique, c'est l'asphyxie amenée par la suppression de l'hématose. Si la cause de l'asphyxie a agi brusquement et rapidement la peau est décolorée ; si, au contraire, l'asphyxie s'est établie lentement comme dans le cas où elle est due à un travail prolongé après la rupture des membranes, les téguments prennent une coloration bleuâtre.

Les recherches de M. Devergie, qui a observé des faits analogues chez les adultes, semblent confirmer cette interprétation due à Jacquemier. En effet, les malheureux qui succombent brusquement sous un éboulement de terrain présentent la pâleur des téguments. Cependant cette interprétation souffre des exceptions, car la pâleur peut succéder à une teinte violacée, et n'être que le résultat d'une asphyxie lente, mais par trop prolongée. Ne rencontre-t-on pas des enfants qui, nés dans le cours d'une longue asphyxie, présentent une vive coloration et ne tardent pas à pâlir, si on ne parvient pas à les faire respirer. La pâleur, dans ce cas, peut être considérée comme le signe d'une asphyxie poussée jusqu'aux dernières limites; la circulation, en effet, se ralentit de plus en plus et la mort apparente devient alors une mort réelle.

Ce qui se passe chez le nouveau-né ne peut-il pas exister alors que, renfermé dans l'utérus, la respiration placentaire vient à lui manquer. Selon la durée de l'asphyxie le fœtus naîtra congestionné ou pâle et même mort si elle a duré au delà des limites compatibles avec la vie.

Dans toutes ces lésions de la respiration que nous venons d'étudier, les enfants ne respirent pas parce que l'acide carbonique accumulé dans le sang empêche le système nerveux de réagir sous l'influence des excitations qui provoquent habituellement les premières inspirations. On comprend facilement que si des mucosités obstruent les voies aériennes l'air ne pourra pas distendre les poumons.

Lésions de l'innervation. Le système nerveux céphalorachidien ne préside à aucune des fonctions nécessaires au fœtus pendant la vie intra-utérine : la respiration fœtale, la nutrition, la circulation sont, en effet, régies par le système nerveux ganglionnaire. Mais, à la naissance, alors que séparé de sa mère l'enfant devra vivre d'une vie propre, il a besoin de toute l'intégrité de ce système nerveux céphalo-rachidien qui tient sous sa dépendance la nouvelle fonction respiratoire.

Les lésions qui peuvent atteindre l'axe cérébro-spinal et s'opposer à l'établissement régulier de la respiration portent sur le bulbe rachidien et sur le cerveau.

Les premières peuvent être déterminées par des tractions énergiques pratiquées sur la tête ou sur le siège selon que la tête est retenue plus ou moins haut. Le bulbe peut aussi être blessé dans l'exagération du mouvement de rotation de la tête.

Les lésions du cerveau se produisent quand la tête se trouve comprimée par un bassin rétréci ou par l'application des instruments destinés à l'extraire.

La mort apparente reconnaît rarement pour causes ces sortes de lésions et le motif en est facile à comprendre : toute lésion profonde du bulbe est suivie d'une mort foudroyante, on ne reçoit donc plus dans ce cas qu'un enfant mort-né.

Le cerveau est plus tolérant ; une contusion, une lésion même plus profonde ne provoque pas d'accidents immédiats bien marqués. Tout se borne à un peu de stupeur accompagnée d'une dilatation pupillaire et d'une légère résolution des membres. S'il y a épanchement on constatera de la paralysie et de l'anesthésie. Avec tous ces symptômes d'une lésion cérébrale l'enfant respire et crie comme à l'état normal. Plusieurs jours après seulement apparaissent les symptômes d'une inflammation des parties lésées et le petit malade meurt.

Enfin, pour clore cette liste déjà si nombreuse des causes de la mort apparente, il faut encore ajouter la faiblesse congénitale du fœtus, soit qu'elle résulte de la mauvaise santé ou d'une alimentation défectueuse de la mère, soit qu'elle tienne aux maladies du fœtus lui-même ou de ses annexes.

PRONOSTIC.

La mort apparente est toujours un état grave pour un nouveau-né. Son pronostic varie avec ses degrés et ses causes.

Dans le degré le plus léger, l'enfant fait quelques mouvements mais il ne respire pas ; la circulation est à peu près normale. Il peut rester dans cet état plusieurs minutes, puis spontanément ou sous l'influence des soins il fait tout à coup une inspiration énergique, il crie et la respiration se trouve établie. Cependant il peut arriver que la circulation se ralentisse de plus en plus ; le cœur ne donne plus que 30 ou même 20 pulsations à la minute, l'enfant se refroidit et la mort arriverait promptement si le médecin n'intervenait pas. Dans un degré moyen on ne trouve ni mouvement, ni respiration, les membres sont dans la résolution. On peut cependant constater parfois de légers tressaillements musculaires des lèvres, des narines ou de la paroi thoracique. Le fœtus peut même faire quelques inspirations, mais elles sont si courtes, si espacées que l'air qui pénètre dans les poumons est impuissant à maintenir la vie. Enfin, dans le degré le plus avancé, l'irritabilité des centres nerveux est si affaiblie que les pulsations cardiaques sont le seul signe qui indique que la vie persiste encore. Si, malgré l'influence des excitants les plus énergiques, le cœur se ralentit progressivement, si la température

s'abaisse, si le fœtus devient pâle il faut redouter une ter-
minaison fatale.

Au contraire, on aura tout espoir de guérison si sous
l'influence des soins les inspirations deviennent de plus en
plus fréquentes, si le cœur bat plus fort, si le fœtus fait de
légers mouvements des pieds et des mains, s'il raidit sa
tête, s'il devient rouge. L'enfant pourra continuer à vivre
à moins que son organisme ne soit atteint de lésions pro-
fondes incompatibles avec la vie. Quelquefois, malgré tous
les soins qu'on ait pu lui prodiguer la respiration ne s'établit
pas régulièrement et l'enfant meurt. Dans ce cas, l'autopsie révèle le plus souvent un état atélectasique du poumon.
Disons, en terminant, que l'état anémique surtout est le
plus grave car il peut être l'expression symptomatique
d'une asphyxie profonde ou le résultat d'une hémorrhagie
qui, si elle n'a pas tué le fœtus, le laisse du moins dans un
profond état de faiblesse dont il ne sortira que lorsque l'alimentation lui aura permis de réparer peu à peu les pertes
de son organisme. La faiblesse congénitale du fœtus en-
traîne aussi avec elle un pronostic plus défavorable. On
peut en dire autant des lésions du système nerveux.

DEUXIÈME PARTIE.

TRAITEMENT.

La mort apparente est, comme on le voit, un état fort
dangereux et fort grave pour le nouveau-né. Il faut la combattre promptement et par des moyens variables appro-

priés aux diverses indications que réclame la situation des enfants. Les symptômes les plus tranchés : absence de respiration et résolution musculaire, pouvant être déterminés indifféremment par les diverses causes de souffrance que nous avons examinées, l'aspect de l'enfant ne nous est d'aucun secours pour déterminer la cause de son état et préciser le degré des désordres cérébraux. Dans cette ignorance, il est impossible de prévoir quel sera le résultat des moyens propres à ranimer l'enfant ; il faut les soigner tous comme s'ils donnaient quelque espoir. Une demi-heure, une heure. et même plus, écoulées depuis l'accouchement, ne sont pas un motif suffisant pour désespérer. Il existe des faits qui tendent à démontrer que l'enfant nouveau-né peut résister plusieurs heures à l'asphyxie. Weese, en 1845, publia l'observation d'un nouveau-né enfoui pendant une demi-heure dans le sable et rappelé à la vie.

Mascka a mentionné deux faits curieux. Dans le premier, le nouveau-né, que sa mère voulait faire disparaître, fut enterré sous une couche de terre de 30 centimètres pendant quatre heures. On parvint à le ranimer. Dans le second, on constata les battements du cœur vingt-trois heures après la naissance sans autre signe de vitalité. Il mourut malgré les soins qu'on ait pu lui donner. Le docteur Bardinet rapporte deux cas dans lesquels l'un des enfants fut efficacement secouru après avoir séjourné pendant quatre heures sous une couche de terre de 20 centimètres ; l'autre donna des signes de vie après avoir été considéré mort-né pendant quinze heures. M. le professeur Depaul n'a t-il pas raconté à l'Académie de médecine, le 20 juin 1876, avoir ranimé après deux heures de soins un enfant qu'on avait déjà roulé dans un linge et jeté sous la table, le croyant mort. Rappelons enfin l'observation de

Rigaudeaux, reproduite dans les Annales de Gynécologie, en octobre 1878. Dans cette observation, l'enfant ne donnait aucun signe de vie depuis trois heures malgré les soins qu'on lui donnait. Fatigué de tant d'efforts inutiles en apparence, on s'apprêtait à l'ensevelir, lorsqu'il ouvrit la bouche. On redoubla de soins, et un quart d'heure après, dit l'observation, l'enfant pleura avec autant de force que s'il était né heureusement.

Cette résistance du nouveau-né à l'asphyxie s'explique uniquement par ce fait découvert par M. Paul Bert, que les éléments anatomiques des animaux nouveau-nés consommant, à poids égal, et dans le même temps, moins d'oxygène que ne le font les adultes (dans la proportion de 29 sur 47) peuvent en être plus longtemps privés sans que leur mort s'ensuive. On sait que de petits chiens naissants peuvent rester une demi-heure immergés dans l'eau tiède et en être retirés vivants. On les voit de même résister beaucoup plus longtemps à la strangulation, à une saignée abondante. On ne peut donc expliquer cette particularité par des restes de la circulation fœtale, comme le voulait Bérard, puisqu'elle persiste alors même que la circulation est réduite à néant par une saignée à blanc.

Donc, quel que soit l'aspect que présente le fœtus, rien n'autorise à l'abandonner pour peu que l'on constate les pulsations cardiaques, si faibles, si éloignées, si irrégulières qu'elles soient. L'absence complète de toute pulsation constatée plusieurs fois et à plusieurs reprises est le seul signe que l'on puisse considérer comme détruisant toute espérance. Nous ne dirons rien des lésions du système nerveux, car elles sont congénitales, et alors la science est impuissante, ou mortelles avant la naissance si le bulbe est atteint. Si elles portent sur le cerveau, elles n'opposent ie

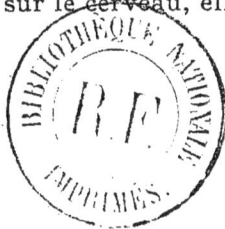

Fichon.   2

plus souvent aucun obstacle à l'établissement de la respiration.

Lorsqu'un enfant naît en état de mort apparente, la première chose à faire c'est de débarrasser les voies aériennes des mucosités qui peuvent les obstruer. Cela seul suffit quelquefois pour permettre à la respiration de s'établir.

Si l'enfant se présente congestionné, on laisse s'écouler par le cordon 1 ou 2 cuillerées de sang. Quelquefois le cordon ne donne pas de sang. Il faut alors en faciliter l'écoulement, soit en l'exprimant à plusieurs reprises de l'ombilic vers son extrémité libre, soit en rafraîchissant cette extrémité par plusieurs sections successives ; aussi est-il bon de pratiquer la première section à 7 ou 8 travers de doigt de l'ombilic. On peut encore employer les frictions faites avec le plat de la main de bas en haut vers l'ombilic, et le bain chaud dans lequel on plonge l'enfant. Dans quelques cas rares il sera bon de recourir, selon la pratique de M. P. Dubois, à l'application d'une ou deux sangsues derrière l'oreille. La quantité de sang retirée est suffisante quand une coloration rosée des lèvres et des joues d'abord, puis de toute la surface cutanée succède à la teinte livide. Il ne faut pas pousser trop loin la saignée, car l'on risquerait d'amener une anémie plus grave que l'état qu'on veut combattre. Cette saignée du cordon mise en pratique par la majorité des accoucheurs depuis longtemps serait, suivant l'ensemble des recherches de M. Budin, sinon dangereuse, tout au moins inutile : dangereuse parce que les 40 ou 80 grammes de sang qu'on soustrait à l'enfant ajoutés aux 92 grammes qu'il perd par la section immédiate du cordon constituent pour lui une perte de sang équivalente chez l'adulte à une saignée de 2,500 à 3,000 grammes qui doit amener l'anémie ; inutile parce qu'on la pratique dans le but de remédier à une congestion pulmonaire qui n'existe pas, le poumon de l'enfant étant à sa naissance atélectasique ; et à une congestion cérébrale qui disparaîtrait lorsque les poumons dilatés par les premières inspirations offriraient un diverticulum au sang. D'où la conclusion suivante posée par M. Budin : dans les cas d'asphyxie des nouveau-nés, attendre, si c'est possible, que la respiration du fœtus soit bien établie et que les battements du cordon aient cessé avant de faire la ligature et la section.

S'il y a mort apparente et que la respiration artificielle soit jugée nécessaire, se garder toujours avant de pratiquer l'insufflation de faire saigner le cordon.

N'ayant pas eu l'occasion de constater les résultats de cette nouvelle pratique et ayant vu les bons effets de l'ancienne, nous n'hésiterions pas, avec la majorité des accoucheurs, à faire la saignée du cordon.

Si l'enfant présente l'état anémique, la première indication est de retenir dans le système circulatoire tout le sang qui s'y trouve à la naissance, et le meilleur moyen de satisfaire à cette indication c'est la ligature prompte et convenable du cordon. On a conseillé de ne pas couper le cordon et de laisser la circulation se continuer de la mère à l'enfant. Ce moyen serait excellent si les adhérences placentaires étaient intactes; ce qui est fort rare après l'expulsion de l'enfant. Dans tous les cas les contractions utérines ne tarderaient pas à détacher le placenta probablement avant que le nouveau-né n'en ait reçu un secours efficace. On ne serait autorisé à user de ce moyen que si l'on constatait une adhérence placentaire à peu près complète avec un utérus inerte sans tendance à se contracter. Si l'état anémique est le fait d'une hémorrhagie on pourrait avoir recours à la transfusion en injectant 30 grammes de sang par la veine ombilicale, comme l'a fait avec succès M. de Belina. Quel que soit l'état présenté par l'enfant, mais

surtout s'il est anémique, il faut éviter qu'il ne se refroi-
disse. L'enfant nouveau-né à l'état normal a une faible
caloricité ; à plus forte raison s'il est dans un état de souffrance. Le meilleur moyen à opposer à ce refroidissement
c'est le bain chaud (35°) qu'on peut rendre légèrement excitant. Enfin dans les deux cas on excitera la peau et les
muscles qui concourent à la respiration par des frictions
faites avec la main sèche ou humide par des liquides plus
ou moins excitants, par des grattages dans la région du
diaphragme. On cherchera à réveiller la sensibilité en ti-
tillant la luette ou les narines. Dans des efforts prématurés
d'inspirations, alors qu'il était encore contenu dans les organes maternels et qu'il souffrait dans sa respiration placentaire le fœtus a pu aspirer des mucosités, de l'eau de
l'amnios, du méconium, il sera bon dans ce cas d'introduire un tube dans le larynx et de les aspirer. M. le professeur Depaul préconise les claques sur les fesses et les
joues. Chailly, qui parle de ce procédé, dit qu'il ne faut pas
craindre de cingler un peu fort.

Il existe encore d'autres moyens que nous devons in-
diquer.

Smellie recommande la flagellation sur les fesses. Cazeaux
et Joulin lui préfèrent la flagellation sur la poitrine et les
lombes avec un linge mouillé. Desormeaux a vanté la
douche thoracique avec de l'eau-de-vie projetée avec force
par la bouche du médecin. Le même auteur recommande la
succion des mamelles, non comme manœuvre pouvant dilater mécaniquement le thorax ainsi que le pensaient
Rœderer, Raulin, Chaussier, mais comme étant suscep-
tible d'éveiller la contractilité des muscles qui font agir
les côtes.

Dewees a signalé la succussion du fœtus, les pieds étant
plus élevés que la tête. Marshall-Hall a insisté sur l'effi-

cacité de l'aspersion vigoureuse avec de l'eau froide du fœtus qu'on plonge ensuite dans un bain chaud. Cette manœuvre doit être exécutée rapidement de façon à ce que les alternatives de froid et de chaud se succèdent à de courts intervalles. On doit encore à ce physiologiste un autre procédé vanté par Naegele et qui consiste à faire prendre au nouveau-né une position différente coup sur coup. Schultz balance vivement l'enfant dans l'air. Mattei saisissant l'enfant par les aisselles et lui immobilisant la tête entre la paume des mains lui imprime ainsi de petites secousses doubles. On a proposé de stimuler la muqueuse buccale avec des liquides excitants ; mais ce moyen est déclaré dangereux par certains accoucheurs qui redoutent la pénétration de ces liquides dans les voies aériennes, favorisée par l'absence de déglutition.

L'électricité a été employée par Boer, Gardien, Leroy d'Etiolles. Ce dernier en fixant des aiguilles dans le diaphragme et en les faisant traverser par un courant électrique est parvenu à provoquer des mouvements respiratoires. Quoi qu'il en soit de ce résultat l'électricité est un moyen difficile à employer, et, comme dit Cazeaux, un auxiliaire sur lequel il ne faut pas trop compter.

Si sous l'influence de ces différents moyens les pulsations cardiaques ne se raniment pas et s'il ne s'est produit aucune inspiration, il ne faut pas perdre un temps précieux en insistant trop sur leur emploi. Après huit ou dix minutes d'efforts inutiles il faut recourir à l'insufflation dans l'étude de laquelle nous allons entrer.

˙TROISIÈME PARTIE

DE L'INSUFFLATION PULMONAIRE.

Aperçu historique. — L'origine de l'insufflation pulmonaire doit remonter fort loin dans le passé. On en trouve des traces dans l'Ecriture. Les anciens n'ignoraient point son utilité. Paracelse ̦se servait d'un soufflet qu'il plaçait dans la bouche. Au xvii° siècle Panarole se servait du même instrument pour ranimer les asphyxiés par le charbon. Monro qui suivit cette pratique voulait que le soufflet fût volumineux afin d'introduire d'un seul coup l'air nécessaire pour distendre les poumons.

Depuis ces tentatives on a pu constater chaque jour les heureux effets de l'insufflation pulmonaire chez l'adulte, et cependant malgré ces succès, son application au traitement de la mort apparente chez le nouveau-né a été l'objet de vives attaques. En 1829, Leroy d'Etiolles, dans un mémoire lu à l'Académie des sciences, la considère comme dangereuse. Dumeril et Magendie chargés de faire un rapport sur ce mémoire, sans être aussi pessimistes que Leroy d'Etiolles ne la regardent pas comme complétement innocente. M. Piedagnel, Piorry, le Dr Albert, de Wiesentheid ont émis des opinions plus ou moins défavorables. Tous étaient dominés par la crainte de l'emphysème. « Pour ma part, dit M. le professeur Depaul, j'ai longtemps partagé ces craintes générales et ce n'est qu'en tremblant et dans des cas désespérés que j'eus recours à l'insufflation ; mais bientôt des succès inattendus et vraiment surprenants vinrent jeter des doutes dans mon esprit. »

Ayant examiné des poumons d'enfants qui avaient été insufflés, et n'ayant constaté aucune trace d'emphysème, ce savant maître en vint à penser que les choses devaient se passer chez le nouveau-né autrement que chez l'adulte et les animaux.

De là une série d'expériences faites sur des poumons d'enfants qui n'avaient pas respiré et aussi sur des enfants qui, après avoir respiré naturellement, étaient morts quelques instants après sans qu'une affection pulmonaire en ait été la cause. Ces recherches, contrôlées par un examen macroscopique fait avec le Dr Lebert, montrèrent qu'il ne s'était pas formé d'emphysème et que les poumons d'un enfant qui a respiré avaient autant de force que ceux dans lesquels l'air n'a pas pénétré. Une conséquence pratique importante découlait de ces recherches, celle de pouvoir insuffler sans danger non-seulement les enfants dont les poumons n'ont pas encore été pénétrés par l'air, mais encore ceux qui après quelques inspirations insuffisantes retombent dans un état de mort apparente par suite de la faiblesse des puissances respiratoires.

Pour faire pénétrer l'air dans les poumons on a imaginé bien des procédés. L'insufflation de bouche à bouche est un moyen inefficace et répugnant ; de plus, il ne permet pas d'enlever les mucosités qui obstruent les voies aériennes, et l'air n'étant pas directement poussé dans les poumons s'introduit dans l'estomac qu'il distend : résultat fâcheux, car le diaphragme se trouvant alors soulevé mécaniquement ne peut pas s'abaisser aussi facilement pour concourir à la respiration. Pia, Fine (de Genève) se servaient d'une canule munie d'un soufflet. L'un veut qu'on l'introduise par la bouche, l'autre par la narine. On peut adresser à ce procédé les mêmes reproches qu'à l'insufflation de bouche à bouche. Pour obvier à ces inconvénients, on créa les tubes laryngiens qu'on devait introduire ou par la bouche ou par la narine. De tous ces instruments il n'est resté que le tube laryngien inventé par Chaussier vers la fin du siècle dernier. C'est ce tube modifié par M. le professeur Depaul dont on se sert généralement aujourd'hui. L'instrument primitif est un tube en argent, long de 15 centimètres, muni à l'une de ses extrémités d'un pavillon qui sert d'embouchure. Il est recourbé à 3 centimètres de son extrémité laryngienne. Cette portion aplatie transversalement est munie avant sa courbure d'une plaque soudée à angle droit et pourvue d'une éponge destinée à fermer l'orifice supérieur du larynx. Sur les côtés de l'extrémité laryngienne existent deux petites ouvertures pour le passage de l'air. Tel était le tube de Chaussier. Depuis la plaque et l'éponge jugées inutiles ont disparu. M. le professeur Depaul pour empêcher le reflux considérable de l'air venant frapper perpendiculairement les parois laryngiennes a substitué avantageusement aux deux ouvertures latérales une ouverture terminale.

Après avoir discuté sur la manière d'introduire l'air, on a discuté sur ses qualités. On s'accorde généralement pour repousser l'oxygène pur, bien que Chaussier, Gorcy et Kay aient inventé des appareils à cet usage. On a dit de n'insuffler que de l'air atmosphérique comme étant plus pur que celui de la respiration. Ce dernier, en effet, ne contient plus que 16,03 pour 100 d'oxygène au lieu de 20,09, tandis qu'il s'est chargé de 4,267 d'acide carbonique. M. le professeur Depaul lui préfère l'air de la respiration. Les modifications chimiques qu'il a subies sont minimes, et son emploi dispense de l'usage d'appareils plus ou moins embarrassants qui ne sont guère employés que par leurs inventeurs. En ayant le soin de faire une profonde inspiration on arrive à n'envoyer dans les poumons de l'enfant que l'air qu'on a introduit le dernier. Cette portion d'air n'étant pas en contact intime avec les surfaces pulmonaires possède pour ainsi dire les mêmes qualités que l'air atmosphérique.

Quelques auteurs ont agité la question de la température de l'air. Les uns ont voulu qu'on introduisît de l'air préalablement chauffé. Leroy d'Etiolles mû par cette idée avait adapté un calorifère au soufflet de Hunter. Les autres préféraient au contraire qu'il fût pris à la température ambiante.

Je crois, dit M. le professeur Depaul, que l'air de la poitrine est préférable. Aucun fait ne démontre que l'air chauffé ait des avantages et que celui qui est à la température ambiante soit préférable. On a mis en cause la quantité d'air à introduire. Marc voulait une seule insufflation. Arrêtez-vous à l'apparition de la première inspiration, dit Forthergill. Nous verrons, d'après les règles de l'insufflation que nous allons exposer, ce qu'il faut penser de ces deux recommandations.

Règles de l'insufflation. — Pour pratiquer efficacement l'insufflation notre maître, le professeur Depaul, a posé quelques règles de conduite que nous croyons devoir reproduire, au moins en abrégé.

L'enfant dont on entretient la température par des linges chauds souvent renouvelés doit être placé de manière que la poitrine soit beaucoup plus élevée que le bassin, la tête restant toutefois un peu inclinée en arrière pour faire saillir la partie antérieure du cou. On commence par débarrasser la bouche et le pharynx des mucosités qui s'y trouvent; puis, avec l'indicateur ou le petit doigt gauche, on suit la langue sur sa partie médiane jusqu'à l'épiglotte. Alors, saisissant le tube laryngien de la main droite comme une plume à écrire, on porte sa petite extrémité dans la bouche le long du doigt, préalablement introduit; lorsqu'il est parvenu au niveau de l'entrée du larynx, on l'incline vers la commissure labiale gauche, et par quelques mouvements légers, on cherche à soulever l'épiglotte, ce qui offre généralement peu de difficultés ; il suffit alors de redresser l'instrument et de le porter en même temps vers la ligne médiane pour que son extrémité s'engage dans la glotte. On s'assure qu'elle y a bien pénétré, en portant le doigt sur le larynx et la trachée. Au reste, les résultats de l'insufflation suffiraient plus tard pour juger s'il y a erreur.

Quand l'air est poussé dans l'œsophage, il va soulever la région épigastrique avant la poitrine; quand il pénètre par la trachée, la poitrine se dilate la première, et le ventre ne se soulève que consécutivement et par l'abaissement du diaphragme. L'introduction du tube étant bien constatée, pour prévenir le reflux de l'air qu'on va insuffler on bouche exactement l'entrée du larynx, à l'aide du doigt indicateur porté au fond de la bouche, ou bien on ferme toute issue à l'air : 1° en pressant modérément avec l'instrument pour appliquer la paroi antérieure de l'œsophage contre la postérieure ; 2° en pinçant fortement les lèvres des deux côtés de la canule avec le pouce et l'index de chaque main, tandis que les deux médius relevés servent à boucher le nez en comprimant les narines.

On aspire alors les mucosités qui engorgent les bronches en exerçant la succion à l'autre extrémité ; puis on pratique l'insufflation avec la bouche, en imitant les temps égaux de la respiration. On peut faire douze et jusqu'à quinze insufflations par minute ; après chacune d'elles on laisse libre l'ouverture extérieure du tube, et l'air s'échappe par le seul fait de la rétractilité du poumon et de l'élasticité de la poitrine ; on peut pour faciliter sa sortie faire sur la poitrine avec le plat de la main des pressions méthodiques. Ces insufflations doivent être continuées au moins un quart d'heure, quelquefois jusqu'à une heure, et même une heure et demie. Alors il est nécessaire de retirer le tube une ou plusieurs fois pour le débarrasser des mucosités qui l'obstruent ; si ces mucosités étaient assez abondantes pour produire un bruit de gargouillement dans la trachée, il faudrait répéter les aspirations pour les extraire.

Les insufflations peuvent être regardées comme suffisantes lorsque le cœur ranimé bat de 120 à 130 fois par minute, et que l'enfant fait par minute cinq ou six inspirations spontanées qui se rapprochent de plus en plus. Avant ce résultat obtenu, on risquerait de n'avoir ressuscité l'enfant que pour quelques instants. Toutefois si après avoir réveillé les battements du cœur et obtenu quelques inspirations spontanées on voyait tout cela s'affaiblir et s'éteindre, même en continuant les insufflations on pourrait abandonner l'enfant après dix à douze minutes ; en pareil cas, M. le professeur Depaul n'a jamais vu qu'on soit parvenu à le ranimer.

On devra éviter de souffler au moment d'une inspiration spontanée afin de ne pas dilater outre mesure les poumons.

Quelques enfants se raniment dès les premières inspirations. S'ils crient, s'ils font des mouvements étendus, on peut ne plus s'occuper d'eux ; ils sont sauvés. Il en est d'autres, au contraire, qui ne font que des inspirations incomplètes, irrégulières, ils ne crient pas, demeurent immobiles ; ceux-là il ne faut pas les abandonner jusqu'à ce qu'il y ait au moins six à dix inspirations par minute.

Certains enfants qui naissent en état de mort apparente sont quelquefois si faibles que, pendant quelques temps encore, ils auront besoin d'être entourés de grands soins. On devra veiller à ce qu'ils ne souffrent pas du froid ; et pour cela on les entourera d'ouate de coton et de bouteilles d'eau chaude. Pour faciliter leur alimentation on se procurera une nourrice dont le lait coule facilement, et si l'enfant était trop faible pour faire des succions assez énergiques pour aspirer le lait du sein on lui en ferait jaillir dans la bouche.

Nous ne voulons pas terminer cette étude sans dire quelques mots de deux appareils qui ont soulevé à l'Académie de médecine d'intéressantes discussions en 1876 et 1877 ; nous voulons parler du spirophore de M. Woillez et du tube laryngien de M. Ribemont. A l'Académie de médecine, dans la séance du 20 juin 1876, M. Woillez présenta un appareil nommé spirophore destiné au traitement de l'asphyxie, et principalement de celle des noyés et des nouveau-nés.

Cet appareil dont nous avons eu l'occasion de voir un modèle réduit à la Clinique d'accouchements se compose d'une caisse cylindrique en tôle fermée d'un côté, ouverte de l'autre. On y glisse le malade jusqu'à la tête qui reste en dehors. Un diaphragme en toile imperméable clôt ensuite cette ouverture autour du cou. Un soufflet extérieur communiquant avec la caisse produit par ses mouvements d'abaissement et d'élévation des alternatives de condensation et de dilatation de l'air contenu dans la caisse, et, comme conséquence de cette rupture d'équilibre de la pression atmosphérique, un appel d'air dans la poitrine du malade, puis son expulsion. Tel qu'il est, le spirophore est un appareil qui peut rendre au physiologiste plus de services qu'au médecin. Des perfectionnements seuls pourront le rendre plus pratique. Quels que soient les avantages que lui attribue son auteur, on peut formuler sur son compte plusieurs reproches.

C'est un appareil embarrassant ; sa mise en train est assez longue, or, dans l'asphyxie, l'important est de pratiquer la respiration artificielle le plus tôt possible ; il soustrait l'enfant aux yeux du médecin qui doit pouvoir le surveiller, afin d'adapter aux modifications de son apparence extérieure les divers moyens dont la science dispose. Il met un obstacle à l'application de tous les autres moyens très-importants qui ont pour but de réchauffer l'enfant, d'exciter sa sensibilité cutanée et de ranimer la circulation, alors que ces divers moyens peuvent être employés pendant l'application des autres méthodes artificielles de respiration ; il refoule dans les voies respiratoires les mucosités par les inspirations forcées qu'il détermine ; les bras qu'on est obligé d'étendre le long du corps du petit malade pressent les côtés du thorax et mettent obstacle à l'ampliation de la poitrine. La constriction du cou de l'enfant par le diaphragme de toile peut favoriser une anémie cérébrale.

Le spirophore, tel qu'il est, présente, comme on le voit, de nombreux inconvénients dans son application chez le nouveau-né, et son emploi ne saurait être préféré à celui du tube laryngien.

Le 4 septembre 1877, M. Tarnier a présenté, au nom de M. Ribemont, un nouveau tube laryngien qui devait présenter de grands avantages sur les tubes laryngiens de Chaussier et de M. Depaul, grâce à ses modifications.

Ces modifications portent sur la courbure qui est plus grande, sur l'extrémité qui est mousse et conique. Les avantages découlant de ces modifications seraient, en résumé, les suivants : 1° sa courbure et son extrémité rendent son introduction beaucoup plus facile ; 2° sa forme conique a pour effet de remplir la cavité du larynx et d'éviter cette manœuvre qui consiste à fermer la bouche et le nez ; 3° enfin sa disposition est telle qu'on est aussitôt prévenu s'il est bien introduit dans le larynx et non dans l'œsophage.

Nous avons dit les avantages, voyons ce qu'il faut en penser.

La nouvelle courbure est à peu de chose près la courbure du tube de Chaussier. Elle ne peut être considérée comme la vraie, la seule bonne courbure, tout atanomique qu'elle soit : la courbure des voies aériennes se modifiant suivant que la tête est étendue ou fléchie sur le tronc, que la mâchoire est ouverte ou fermée, que la langue est relevée ou abaissée.

La forme conique existe déjà dans le tube laryngien de Chaussier, et quant à considérer l'occlusion du larynx, que permet cette disposition, comme un avantage, M. le professeur Depaul s'y refuse, il ne voit là qu'une facilité pour l'emphysème et les lésions du larynx, parce que l'air ne pouvant refluer aura une tension plus grande, et qu'il ne peut y avoir occlusion complète que si l'extrémité est partout en contact avec la muqueuse laryngienne. Quant aux écorchures attribuées aux bords de l'extrémité du tube de M. Depaul, elles sont niées par M. Depaul qui ne les a jamais trouvées dans les nombreuses autopsies qu'il a faites, et son manuel opératoire qu'il enseigne et pratique depuis longtemps lui a toujours permis d'arriver sûrement dans le larynx.

Nous pouvons, pour résumer ces deux critiques, conclure en disant qu'il n'existe jusqu'à présent aucun instrument véritablement supérieur au tube laryngien de Chaussier, modifié par M. Depaul. Le spirophore de M. Woillez n'est pas pratique, et les avantages du tube de M. Ribemont sont beaucoup exagérés.

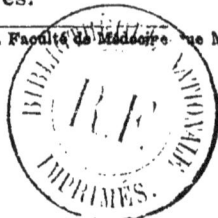

Paris. — A. PARENT, imprimeur de la Faculté de Médecine, rue M.-Le-Prince, 29-31.

www.ingramcontent.com/pod-product-compliance
Lightning Source LLC
Chambersburg PA
CBHW060506200326
41520CB00017B/4921